AF234254

Bibliothèque historique de la France Médicale

Esquisses
et Mœurs grecques
d'aujourd'hui

PAR

le Dr ZABOROWSKI

PARIS

HONORÉ CHAMPION

5, QUAI MALAQUAIS, 5

1911

N° 28

Bibliothèque historique de la France Médicale

Bibliothèque historique de la France Médicale

Esquisses
et Mœurs grecques
d'aujourd'hui

PAR

le Dʳ ZABOROWSKI

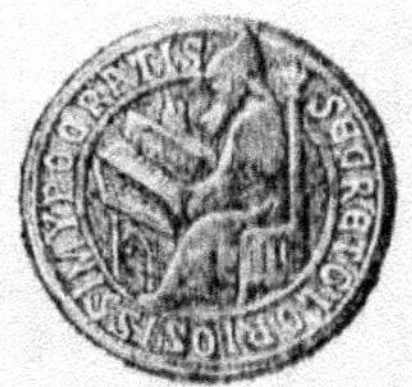

PARIS
HONORÉ CHAMPION
5, QUAI MALAQUAIS, 5

1911

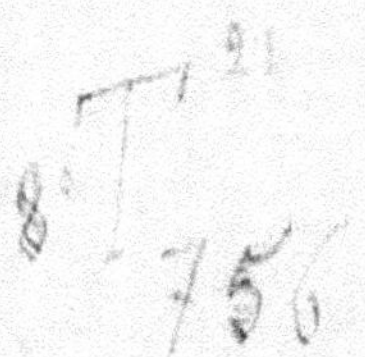

Esquisse de mœurs grecques d'aujourd'hui.

Nous sommes naturellement et d'avance bien tentés de croire qu'en allant en Grèce nous trouverons des monuments, des œuvres d'art, un peu partout comme en Italie. C'est un mirage attirant qu'éveillent sans cesse en nous nos souvenirs classiques ; mais ce n'est guère plus qu'un mirage. Il y a beaucoup de débris de monuments. Ce ne sont, en général, que des débris. On ne peut s'en étonner quand on a présentes à l'esprit les dévastations effroyables qui ont tout balayé plus d'une fois en Grèce et qui ont fini par ensevelir même les ruines.

Il est difficile néanmoins au voyageur qu'une sorte de piété a amené en ce pays, et qui n'y trouve que rarement des vestiges impressionnants, de se défendre contre une certaine désillusion. Un lettré avouait naguère (Deschamps, p. 16) que le seul monument de la Grèce, qui en effet ne lui ait pas causé de déception, était le Parthénon. Et encore faut-il faire entrer en ligne de compte le cadre du tableau qu'il forme, pour bien comprendre son effet.

Les très vieilles ruines, dont l'intérêt archéologique est devenu si grand, ne furent pas les moins ménagées. Elles offrent peu d'attraits artistiques. Celles de Tirynthe sont des blocs énormes et il en est bien un peu aussi de même de celles de Mycènes.

Le linteau de la porte du tombeau d'Agamemnon, en deux morceaux, pèse 170.000 kilos. Cela ne se détériore pas facilement et ne se laisse pas emporter dans une valise.

Malgré tout le retentissement des découvertes qui y ont été faites, peu de visiteurs y viennent. Un voyageur, il y a quelques années, pénétrant dans ce tombeau, une torche de résine à la main, entendit tout à coup d'amples voix de basse en sortir. C'étaient de jeunes Français qui chantaient en chœur :

> C'est le roi barbu qui s'avance,
> Bu qui s'avance,
> Bu qui s'avance.

« J'étais ému », dit notre écrivain (Avelot, p. 42), d'une émotion qu'il n'avait pas prévue sans doute et où l'ombre auguste du roi des rois n'était pour rien.

Cette déformation burlesque faite de réminiscences boulevardières, cette cocasserie d'opéra-bouffe, et l'esquisse caricaturale dont elle fut l'occasion en disent long sur les dispositions d'esprit dans lesquelles aujourd'hui certains s'en vont revivre les temps héroïques que chanta Homère. Agamemnon lui-même a bien perdu de son prestige. Le même écrivain que je cite ne trouve pas de termes assez énergiques pour exprimer son indignation du repas qu'on lui a fait manger dans la Mycènes d'aujourd'hui, petite bourgade paisible et gaie. Les nobles vertus du brouet noir qu'il a peut-être vantées dans son enfance ont perdu toutes ses sympathies. Affreux! affreux! sa plume elle-même se met à cracher, prise de nausées violentes. Jugez : de la sèche froide entourée d'épinards, de la crème de laitance de poisson, des plats noyés de safran dans un bain d'huile rance, de la friture de feuilles de vigne, et d'autres plats encore, innommables, tous dans des marmites répugnantes de graisse, etc. Passons. Il est rare qu'on aille à Argos, longue rue de maisons basses, roses, vertes, bleues, d'échoppes, de cafés voûtés où sont au frais des tonneaux de vin résiné, des amphores d'eau pure, des flacons de raki et de mastic.

Nauplie, un peu plus au sud, offre un intérêt moderne qui attire autrement. Sa porte est surmontée du lion de Venise et elle est encore aussi vénitienne que turque, avec ses rues grimpantes étroites et sombres, ses maisons à balcons surplombants. Les cafés, dont quelques-uns sont d'anciennes mosquées, ne désemplissent guère, et sur l'agora une foule composite d'officiers, de pappas, de laboureurs, de bergers, s'agite et arpente le sol en bavardant inlassablement.

Nauplie, capitale de la Grèce jusqu'en 1834, a conservé le privilège d'avoir sous sa garde le bourreau national. Et ce n'est pas une mince affaire. Ce bourreau est en effet vraiment unique en son genre. On le tient dans l'îlot de Ponzzi sous une surveillance étroite, de peur qu'il se sauve ou qu'on l'assassine. C'est un ancien condamné à mort auquel on a laissé la vie à condition qu'il reste 7 années exécuteur des hautes œuvres.

Il est gratuitement nourri et logé, et on lui donne 300 drachmes par an, plus 200 drachmes pour chaque exécution. Il est donc bien traité. Et cependant les condamnés préfèrent en général être exécutés plutôt que de faire le métier de bourreau, tellement il leur paraît infâme et dangereux. Jusqu'après 1857, en effet, les condamnés, par une coutume bizarre, restaient libres de leurs mains, jusqu'au pied de l'échafaud. Le bourreau était obligé de se jeter sur eux, d'engager une lutte affreuse avec eux et de leur donner même des coups de poignard, avant de pouvoir les traîner sous la machine et les exécuter.

Cette tragédie cruelle offerte à la foule, on ne peut comprendre pourquoi, l'a exaspérée contre le bourreau. Et en 1847, deux ou trois bourreaux amenés de loin, alors que 30 ou 40 condamnés attendaient leur exécution, furent massacrés... Des touristes contemporains ont assisté à des spectacles un peu différents qui sont dans la même note. Des pirates condamnés à mort, arrivés contre la guillotine, criaient à la foule : « Frères ! priez pour nous.» — La foule répondait : «Nous prions ! Nous prions ! » Et les deux aides du bourreau, les ayant liés sur la planche, les embrassaient sur le front tendrement.

Ce que racontent les voyageurs de l'ancienne Sparte n'est pas fait non plus pour attirer les visiteurs. Nous trouvons sous leur plume des indignations du même genre que celles de l'écrivain qui n'a jamais pu digérer le déjeuner qu'il fit à Mycènes, déjeuner cependant assez peu excentrique.

« De l'austérité lacédémonienne, s'écrie l'un d'eux (Bovet, p. 132), tes fils, ô Lycurgue, ont au moins conservé la crasse et la vermine, et le brouet noir que figure le mouton sous tous les genres d'accommodement. »

L'exploitation du touriste n'est, paraît-il, nulle part plus éhontée qu'à Sparte ! Mais les fils de Lycurgue n'y sont pas pour grand'chose. Car il en est d'eux comme de Sparte même, dont il ne reste que des débris informes.

C'est toute une affaire que d'obtenir dans les hôtels de l'héritière de son nom, seulement des draps propres, de la poudre insecticide en quantité suffisante, de l'eau pour se laver, des verres et des assiettes proprement essuyés. Y passer une nuit, boire au matin une tasse de lait de chèvre et en emporter de maigres provisions de bouche, œufs durs, mouton froid, fromage..., vous revient dans les 70 à 100 francs. Cela pour l'unique raison d'ailleurs que tout étranger est un millionnaire. Un homme capable de dépenser 5 à 6.000 francs est un être fabuleux dans ce pays pauvre. Et si vous y laissez échapper quelques mots d'anglais vous êtes bien perdu. Vous serez pris pour un lord, un *lordi*, et on vous dépouillera jusqu'à la chemise. Du moins, je le suppose, car il en était ainsi il y a moins de dix ans à peine.

C'est par là, au sud où quelques vallées sont bien arrosées, que les Francs, les Français du temps de l'empire latin, ont laissé le plus de traces reconnaissables. Il n'y en a davantage nulle part ailleurs, sauf peut-être dans le Maïna, chez les Maïnotes, au sud de la Laconie.

Au sud de Sparte, Mistra, dont l'origine fut une place forte des Villehardoin, comptait 42.000 habitants encore au XVIIe siècle. Elle a eu 200 ans d'agonie et, détruite en 1825 par les Turcs, ce n'est aujourd'hui qu'un chaos de pierres. 600 à 700 habitants y logent, mais, construite avec les matériaux des ruines de Sparte, elle a, à son tour, avec ce qui restait de ses habitants, reconstruit Sparte en 1834.

A Kalamata il y avait naguère, il y a sans doute encore, une auberge avec l'enseigne : Μεγα ξενοδοχειον Γαλλιας « Grand hôtel de France ». On n'y savait pas d'ailleurs un mot de français. La ville offre tout de même quelque mouvement. Parce qu'elle possède une industrie ; chose bien exceptionnelle dans les villes grecques. Tout le monde, ou qui veut, s'y occupe de l'élève des vers à soie. Chacun a sa petite magnanerie. Il y a plusieurs filatures de soie. Elles emploient pas mal d'ouvrières. Et celles-ci passent pour assez gentilles, élégantes de forme, d'attitude, fines de profil. Elles vont pieds nus, cependant, la tête couverte d'un morceau d'indienne claire, le sourire grave, quelque jolie écharpe rayée sur les épaules. Les apprenties sont formées dans un couvent de vieilles femmes.

L'industrie y attire du commerce. Kalamata vend annuellement 35.000 kilogs de soie grège à 5o fr. le kilog., et des cocons, indépendamment des autres produits habituels du sol grec : huile, figues, oranges, raisin sec. Le marché est assez bien fourni, quoique de marchandises peu variées : oignons, poissons, oranges, écheveaux de chanvre, fromages caillés, souliers, étalés par terre. Comme à Scutari, en Albanie, les bouchers circulent avec leur viande saignante accrochée à un joug de porteur d'eau. Mercantis, bergers, chaudronniers valaques hérissés, riches paysans aux foustanelles d'une blancheur éblouissante, s'y coudoient.

L'attitude des gens vivant de la charité est particulière. Ils attendent sans rien demander, tels les aveugles eux-mêmes, immobiles à l'écart, et farouches.

Le bazar occupe la moitié de la ville. On y va autant pour se promener que pour acheter. Les cafés sont envahis, non pas, comme chez nous, à la tombée du jour et le labeur quotidien accompli, mais dès le matin. Pour un sou ou pour une obole (15 c.), c'est selon, on y a un verre d'eau fraîche et un journal, et un décrotteur s'empare de vos pieds. Ce ne sont pas là d'ailleurs des traits de mœurs bien particuliers aux Grecs. Nous avons vu l'Italien, même sur la place Saint-Marc à Venise, le Portugais à Lisbonne, s'attabler au café pendant des heures devant un verre d'eau d'un sou. Et tous nos méridionaux, au surplus, ont le même besoin de s'extérioriser, de coudoyer du monde, de se dépenser journellement en paroles et en gestes. Ce n'est pas un besoin plus moquable qu'un autre. Sociabilité impérieuse alliée à une grande sobriété ; et pas d'excès, si ce n'est de verbiage.

J'ai déjà signalé, en parlant de la petite colonie

grecque de Cargèse, en Corse, l'intérêt tout particu-
lier qui s'attache à la population du Maïna, de l'extré-
mité sud de la Laconie, qui se termine par le cap
Matapan. Le pays étant peu accessible, le christia-
nisme lui-même n'y pénétra qu'à la fin du ix° siècle.
Nous sommes donc absolument fondés à croire qu'on
y trouverait bien des choses conservées des temps an-
ciens. Les Francs y ont élevé des châteaux-forts, comme
dans la plus grande partie du Péloponnèse, après la
4° croisade, pendant l'instauration précaire à Constan-
tinople d'un empire latin. Ils n'y sont pas restés, admet-
on. Mais ils y ont installé pour quelque temps le ré-
gime féodal, et d'après les documents que j'ai montrés,
ils y auraient laissé des descendants.

Les Maïnotes restèrent en tout cas indépendants des
Turcs et ils n'ont jamais eu aucun centre capable d'attirer les étrangers, ni même aucun établissement, ou
organisation qui puisse permettre à ceux-ci d'y pérégri-
ner longuement, d'y séjourner, de s'y établir.

Jouissant de leur autonomie, ils se sont gouvernés
eux-mêmes jusqu'à la constitution du royaume actuel,
à l'aide d'une assemblée de leurs chefs qui eut quelque
temps à sa tête un Comnène avec le titre de *Protoge-
ros*, premier consul, et qui porta elle-même le nom de
Sénat de Lacédémone.

La prétention des Maïnotes de descendre des Spar-
tiates ou plutôt des Doriens, les maîtres exclusifs du
Péloponnèse pendant près de 1000 années, est donc his-
toriquement fondée. Elle est fondée aussi au point de
vue ethnique, les Maïnotes ayant parmi eux, comme je
l'ai montré, un type physique certainement très appro-
chant (pour ne pas dire le même) de celui des Doriens et des primitifs Hellènes en général.

Leurs mœurs ont conservé un cachet qui correspond
parfaitement à leurs prétentions et à leurs caractères
physiques. Ils sont très superstitieux, mais leurs su-

*

perstitions, quelles que soient les apparences actuelles,
sont païennes. De mœurs très pures, ce qui n'est d'ailleurs pas une exception aujourd'hui en Grèce, ils passent pour laborieux, loyaux et braves. Ils affectent en
outre une simplicité méritoire, étant donnée la mégalo-
manie dont fut affligée la Grèce contemporaine. Le vol,
très sévèrement jugé, est inconnu chez eux, mais le
meurtre est une bagatelle. Pour un mot de travers, pour
un regard menaçant, on donne ou reçoit un coup de
fusil. La cueillette des olives s'y ferait encore au milieu de tueries ou de coups de couteau. Ce sont bien là
les mœurs primitives que nous avons retrouvées encore si vivaces en Albanie. Dans le Maïna comme en
Albanie, les coutumes de la vengeance inextinguible,
de la vendetta implacable, sont la loi commune. Elles
s'imposent et rendent la vie rude.

Faut-il que cette barbarie sanguinaire, cette dureté,
dans une existence à tout instant menacée, soit jus-
tement la condition de ces mœurs pures dont elle s'ac-
compagne, de ce courage qui font les belles races, for-
tes et hardies ?

— L'ancienne Cythère, antique paradis pour la mol-
lesse, Cerigo, est à deux pas du Maïna. Rocailleuse,
pelée et revêche, elle ne peut plus suffire à nourrir ses
habitants, qui ne sont peut-être pas 15.000.

— C'est quelque chose tout de même d'avoir retrouvé
çà et là dans le PÉLOPONNÈSE, d'heureuses réminiscences,
quelques menus vestiges de l'ancien peuple : une attitude
de pâtre, un geste de paysans, des yeux et des regards
de jeunes filles, quelques contours et quelques vête-
ments, quelques paroles et quelques mouvements, même
un peu de la dureté austère et de l'âpre courage du
Spartiate sous la sauvegarde de coutumes sanguinaires.

Cette province a été moins foulée que les autres, il
est vrai, non pas beaucoup moins cependant. Et ce n'est
pas tout à fait la seule où l'on retrouve autre chose que

des pastiches de l'antique comme preuves d'une filiation *approximative* entre des éléments du peuple d'aujourd'hui et le peuple d'autrefois.

****

D'autres régions encore sont aussi pauvres que les parties les plus arides du Péloponnèse, et ont été pour cela même et comme eux des lieux de refuge.

Ainsi tout de suite dans le nord du canal de Corinthe, au milieu, à l'ouest-nord-ouest de Delphes, à l'approche de Salona, l'ancienne Amphissa, en Locride, on retrouve le même désert pierreux. Il n'y a pas d'ombre, il n'y a pas d'arbres, il n'y a pas d'oiseaux. Tout le paysage a cet air d'abandon des campagnes d'où l'homme est absent et où il n'y a pas de traces de sa prévoyance et de son travail. Néanmoins, si l'herbe est rare, il y a tout de même de petits lots de moutons de loin en loin, des moutons maigres, et un berger qui prend des poses en s'appuyant sur l'antique canne pastorale, le bâton recourbé. Les hameaux bien rares sont sordides. Le paysan très pauvre nourrit tout de même quelque chien très hargneux, dangereux même. Et nous retrouvons le même pappas crasseux à l'aspect de moujik avec sa calotte poisseuse collée aux cheveux, sa robe noire déboutonnée sur une tunique de gros drap bleu serrée à la taille par un ceinturon.

Sans ce dernier témoin des temps modernes, on se croirait là en des temps bien lointains, tellement la vie est simple, ou plutôt réduite à peu de chose, et grossière. Les femmes travaillent comme des baudets. Le transport des produits agricoles, même du bois, de la paille, se fait sur leur échine, qu'elles soient musulmanes ou chrétiennes (Deschamps, p. 261). On dit d'elles ce qu'en disent les Orientaux : Femmes la nuit, ânesses le jour. Les jeunes filles, vêtues d'une robe de toile blanche et d'une écharpe rouge retenue par une agrafe d'argent, ne sont pas non plus ménagées.

La poste ne pénètre pas loin à l'intérieur. Et il n'y a naturellement pas d'auberge.

Mais ces pauvres gens sont très accueillants. Leurs cabanes s'ouvrent aisément aux voyageurs, bien rares, il est vrai, et ils le saluent de ces mots : καλῶς ὡρίσατε, *vous arrivez à propos*. A quoi il convient de répondre καλῶς σας ηὕραμε : « Nous vous avons heureusement trouvés. » — Seulement, en dépit de leur empressement souriant, leur hospitalité est bien triste. Ce sont des mangeurs de racines bouillies et ils n'ont à vous offrir que des œufs. Laver un verre est pour eux un raffinement dont ils n'ont pas idée. Et pour dormir, il faut coucher par terre, entre des murs fissurés au travers desquels le vent siffle.

— C'est là un peu au nord, entre l'Étolie et la Phocide, à mi-chemin de la Thessalie, que se trouve l'ancienne Doride, petit pays ingrat d'où les Doriens seraient descendus. Quelques villages haut perchés y ont un climat assez froid.

« Mais, dit un voyageur (Deschamps, 268), les moindres paysans ont une facilité naturelle, une intelligence claire, une rhétorique aisée, et assez d'information pour appuyer leurs développements sur des faits. Ils ne se reprennent pas en parlant : les mots leur viennent sans effort. Leurs interminables causeries sont très calmes et très vives. »

Ce sont là assurément des dons hérités de l'ancien peuple.

****

Le paysage change tout à fait lorsqu'on se rapproche du littoral. Comme en bien d'autres provinces, on retrouve la civilisation à deux pas de solitudes désolées.

Toute la Grèce a ainsi une façade qui, en bien des cas, ne laisse pas apercevoir la réalité des personnes et des choses.

Lamia, sur le golfe du même nom, s'accroît et prospère. On y bâtit comme à Syra, comme à Athènes et l'aspect de ses rues aux alignements corrects est à la fois très banal et très confortable. Les mœurs sont toutefois d'une grande simplicité. La fièvre règne, car elle est à proximité de flaques d'eau croupissante.

A peu de distance, au contraire, *Hypati* n'est qu'une oasis de verdures, au milieu d'une plaine de sable brûlée par le soleil. On y meurt de chaleur, je dis qu'on y meure, non pas au sens figuré, mais au sens propre. Les décès pour cause d'excès de chaleur sont fréquents pendant certaines périodes.

Il en est de Volo, au nord-ouest, comme de Lamia. C'est un port commerçant. Ses larges rues ressemblent à celles d'Athènes, et l'imitation de l'occident lui ôte toute originalité. Les enseignes de ses magasins : « tailleur moderne », « pain français », les toilettes criardes des dames, étonnent même un peu par leur intention d'occidentalisme outré. Les mendiants, avec leur *Kyrie, eleison*, sont le seul élément pittoresque.

A l'intérieur, l'ancienne Pharsale n'est plus qu'un bourg morne adossé à des collines pelées. Elle compte 2.500 habitants, montagnards albanais en partie, dont 100 turcs. Une seule de ses anciennes mosquées reste ouverte.

D'une manière générale, la Thessalie n'a pas gagné à être annexée à la Grèce. Car cette annexion a entraîné l'émigration d'un grand nombre de musulmans qui étaient des cultivateurs laborieux. On le voit bien encore au nombre des mosquées abandonnées. Il n'y en a plus que pour un sixième de la population. Il reste encore pas mal de musulmans cependant et en général ceux-ci se montrent attachés à la patrie grecque. Pendant la dernière guerre, le député musulman de Thessalie a fait armer à ses frais, contre les Turcs, 200 Macédoniens. Les mœurs sont restées moins grecques qu'ailleurs. On s'en aperçoit aussi bien vite. Les foustanelles sont rares et portées seulement par les Albanais. Le paysan est vêtu d'une veste courte en gros drap bleu foncé, d'un gilet croisé et d'un pantalon informe, au fond immense, rétréci aux chevilles, d'une ceinture de laine aux larges plis, d'un fez écarlate avec un mouchoir de couleur roulé autour à la manière d'un turban. Les couleurs les plus criardes sont les plus recherchées. On voit des gens avec des vestes sans manches, rouges dans le dos avec un devant bleu de ciel. La toilette d'une vieille dame de Volo est ainsi décrite (Avelot, 54) : redingote saumon, pantalon toile à matelas à grands carreaux blancs et bleus, petite calotte rouge sur cheveux crépelés.

L'aspect des villes est presque aussi oriental que celui des villes d'Anatolie. Les maisons sont de bois peint, à balcons et à moucharabiés.

Ainsi Larissa, au nord, ville principale manufacturière qui alimente le port de Volo de ses produits, vins célèbres, cotonnades, soieries, a 27 minarets, des mosquées silencieuses, des maisons aux fenêtres closes (Avelot, 54). Les Grecs cependant y sont devenus plus nombreux que les musulmans (5.000 contre 3.000). Et le nombre de ces derniers ne dépasse peut-être même plus celui des Juifs.

On voit encore dans les cafés des pappas et des muftis jouer aux cartes ensemble.

Le riz l'emporte un peu partout dans l'alimentation, et le riz au mouton, le pilaf turc, est pour ainsi dire le plat de tous les jours.

Même à *Trikala*, à proximité des contreforts du

Pinde, la forteresse imprenable des *Klephtes*, tueurs de Turcs, il y a encore un fond de turquerie, suivant l'expression d'un voyageur (Avelot, 57), un bazar, une mosquée, bien que la population de cette petite ville reculée ait doublé en 75 ans, depuis l'annexion de la Thessalie, par suite de la descente et de l'apprivoisement des bergers farouches des monts voisins.

Plus au nord (nord-ouest extrême de la Thessalie) au-delà de *Kalabaka*, il reste encore un vestige bien curieux de ces temps héroïques des *Klephtes*. Je veux parler des « météores », des « monastères en l'air », forteresses imprenables d'où jadis les moines se lançaient en expéditions contre les Turcs. Au nombre de 24,000 autrefois, ils formaient un district de couvents confédérés, une thébaïde. Il n'y a plus que 7 de ces couvents, dont la fondation, pour quelques-uns, remonte au xiv° siècle.

Au milieu d'un chaos de blocs rocheux, ils ont été bâtis sur d'étroites plates-formes avec des galeries de bois surplombantes. Leur entrée étroite est à des hauteurs qui égalent celles des tours Notre-Dame. On n'y peut monter qu'à l'aide d'une grande corde qui s'engrène sur une poulie accrochée elle-même à une frêle toiture.

L'ascensioniste prend place dans un filet fixé au bout de la corde, et on le monte en enroulant celle-ci sur un cabestan.

Il y a encore dans ces couvents un tas de choses anciennes des plus disparates. Les vitraux des chapelles ont été fabriqués avec des fonds de bouteille encastrés dans le plâtre. Vieilles icônes et fauteuils sculptés, lampes de bronze et guéridons à narghilé incrusté de nacre, in-folios et bric-à-brac, on y voit de tout.

Les hôtes sont servis dans de lourdes bassines d'étain comme assiettes, avec des couteaux de la dimension de yatagans ; et on leur fait manger du pain de farine de maïs qui renferme des grains encore entiers, du lait caillé, des poireaux crus. On leur fait boire un vin lourd d'un violet presque noir.

Les moines sont grands amateurs de cigarettes. Et c'est la première chose qu'ils demandent. Ils n'ont pas d'autre plaisir que de fumer. Et ce n'est pas d'habiter loin de tout contact humain, dans ces réduits de pierres amoncelées, qui leur élève et leur meuble l'esprit. Un d'eux, voulant engager une conversation avec un Français, lui dit : « Paris, ville grande : Kalabaka pas si grand. » Et il n'a pas pu sortir de là (Avelot, 58).

La Thessalie pourrait être le grenier de la Grèce. Elle est formée en effet d'une plaine, d'une vaste terre de labour comme on n'en trouve pas ailleurs. Mais un arrosage régulier et suffisant lui fait défaut. Et elle manque de bras maintenant. Sa population est inférieure à 400.000. On estime que, pour qu'elle fût mise en valeur, il lui faudrait le double d'habitants. Il y a une dizaine d'années environ on y a introduit la culture de la betterave à sucre. Une installation de 3 millions y fut faite et placée sous la direction d'un Français. Elle n'a rapporté aucun bénéfice. Et le sucre cependant se vendait plus de 20 sous la livre.

Une autre entreprise française, la plus ancienne, a été bien plus heureuse. Le Laurium, au sud-est d'Athènes, fut connu anciennement pour ses mines de plomb argentifère. Et j'ai rapporté le fait qu'en y faisant travailler un millier d'esclaves un Athénien avait fait une fortune de 600.000 francs. Elles ont été exploitées surtout aux ve et ive siècles av. notre ère, puis abandonnées. De cette exploitation première il restait d'énormes collines de scories.

Vers 1860, un navire sicilien embarqua comme lest une quantité de ces scories ramassées sur le rivage. Elles furent ainsi transportées à Cagliari, et jetées sur le port. C'est là qu'un ingénieur en ayant ramassé

reconnut qu'elles renfermaient encore 8 o/o et jusqu'à
13 o/o de plomb argentifère. Une Cie française fut
fondée en 1866. L'exploitation actuelle du Laurium,
qui fournit au port voisin d'Ergasteria un trafic impor-
tant, est donc celle des résidus de l'exploitation primi-
tive abandonnée depuis 2.000 ans environ. Le curieux
pour nous et ce qui est à retenir, c'est que les Grecs
ne jouent dans cette exploitation qu'un rôle très secon-
daire. Même parmi les 1.000 ouvriers employés, les
Grecs sont en minorité. Il y a surtout des Italiens, des
Français, des Espagnols. Et les ingénieurs parlent
toutes les langues en en faisant un amalgame particu-
lier.

***

Encore de nos jours ce n'est pas sans quelque émotion, une émotion sincère faite de souvenirs précieux
de littérature et d'art, que les lettrés abordent pour la
première fois au Pirée, à Athènes. Mais, tout de suite,
ils l'avouent, et dès qu'ils ont mis le pied à terre, leur
rêve s'étiole un peu ; on les oblige brutalement à descendre de l'azur où ils planaient et de choquantes vul-
garités blessent leurs délicatesses de gens bien élevés.
Impossible en effet de passer sans avoir affaire à des
sacripants patentés, les douaniers, les concierges de la
nation. Et ce sont des concierges rien moins qu'aima-
bles. Ils s'emparent de vos bagages et ne vous les rendent qu'après vous avoir fait payer à leur gré des droits
fantastiques. Inutile de se plaindre. Leur chef, qu'ils
appellent *adelphos*, frère, feint de croire vos griefs
imaginaires. Les hellénisants les plus convaincus ne
peuvent subir leurs avanies sans impatience. L'un
d'eux, qui les trouvait comiques, n'en avait cependant
jamais vus qui fussent « philosophes avec tant de sans-
gêne, et concussionnaires avec tant de bonne hu-

meur »... (Deschamps 6.) Et je n'ose pas reproduire tout ce qu'il en dit. Je me hâte d'ajouter qu'il n'a pas perdu pour cela le culte d'Athènes, qu'il regarde même ce culte comme la religion la plus répandue et la plus vivace de l'humanité, bien qu'Edmond About ait jadis appelé sans respect Athènes un « Quimper Corentin glorieux ». On ne peut pas s'étonner de ne plus retrouver au Pirée même tout le pittoresque du vêtement et des mœurs qui distingue la nationalité. C'est là surtout qu'existe plus épaisse cette façade de civilisation occidentale déjà observée ailleurs. Bien des choses y sont encore bien grecques. Ce ne sont pas toujours les plus séduisantes. En 1827, le port du Pirée était presque désert. En 1852, la ville ne comptait pas plus de 4 à 5.000 âmes. Aujourd'hui elle en compte plus de 40.000 peut-être. Ses rues sont larges et droites. Ses maisons blanches, sa place immense, qu'orne une statue de Périclès peu artistique, lui donnent un aspect très moderne. Elle possède des filatures, des forges, des entrepôts, des docks, et son port reçoit guère moins de 3.000 navires par an. Mais alors la vie y devient la vie banale de tous les ports méditerranéens. Plus de fous tanelle, plus de bonnet rouge. Les bateliers portent même, paraît-il, « des casquettes à deux ou trois ponts ».

Cependant, pour gagner Athènes, il faut suivre une route de 7 kilom. dans une trombe de poussière, aveuglante et brûlante. On n'a jamais pu savoir pourquoi cette route n'est pas pavée.

Toute la campagne, au surplus, est poudre de rizée à perte de vue. Et à cela apparemment, il n'y a rien à faire.

Le long de cette route déplorable du Pirée, les cafés ne tiennent que des boissons indigènes, *raki, mastic*, liqueur anisée provenant du lentisque, et *loukoum*, pâte d'amidon ou de farine sucrée, de miel parfumé, de vanille, d'amande ou de cédrat.

Pour combler de félicité un pallikare, ou palicare
[nom réservé à partir du vii° siècle aux jeunes guer-
riers, membres des bandes armées d'Armatoles et de
Klephtes. On flatte un Grec en lui donnant ce nom],
trois choses suffisent, a-t-on dit : un morceau de
loukoum, du *raki*, eau-de-vie blanche qu'on addi-
tionne d'eau et qui prend des nuances opales et un
goût très rafraîchissant ; et finalement un verre d'eau
claire. C'est assez modeste.

A Athènes même il ne reste pas grand'chose de la
vieille cité ottomane, depuis un incendie terrible qui a
ravagé la ville en 1878. Ce qui reste, c'est un amas de
masures basses, coupées de ruelles étroites au pied de
l'Acropole. C'est là que s'est refugié le pittoresque :
les boucheries et boulangeries populaires, les boutiques
encombrées de ferrailles, d'armes, etc., des étals de
poissonniers où agonisent des pieuvres, des rougets,
des anguilles, des oursins. En maints endroits le pavé
est rougi par la teinture des œufs et le sang des
agneaux.

L'Athènes moderne est nette, aimable, d'une nudité
coquette, avec ses rues claires, ses boulevards plantés
de poivriers, ses palais de marbre. Et il vient de se
développer au nord, sur les pentes de Lycapète, un
quartier tout neuf, occupé par les étudiants. Il est très
silencieux ; son calme n'est troublé que par quelque
chanson d'un passant, par la *guzla* slave d'un mendiant
isolé.

Et il y a dans les noms des rues, dans l'ancienne
comme dans la nouvelle ville, quelque chose qui n'est
certes ni pittoresque, ni intime, ni même, peut-on dire,
local. Ces dénominations ont été inspirées par une
louable intention : bien qu'il y ait souvent dans leur
choix un sentiment prétentieux et factice. Les rues
Homère, Platon, Achille, Sophocle, Esculape, Léonidas,
ne font pas revivre la Grèce antique. Mais les rues

Chateaubriand, Béranger, Gambetta, Victor-Hugo, prouvent du moins que la reconnaissance à l'égard de ceux qui en ont réveillé le souvenir et qui ont chanté sa renaissance, est toujours vivace dans la Grèce d'aujourd'hui.

La rue du Stade est la rue la plus animée, la plus gaie de la ville, que des voyageurs estiment elle-même gaie. Toutes les classes de la population s'y rencontrent. Les petites églises byzantines, « délicieusement vieillottes », dit l'un d'eux (Avelot, 18) du xie au xiiie siècle, avec leurs coupoles verdies, leurs étroites fenêtres géminées, sont des témoins élégants d'un passé très distinct aussi de celui de la première Athènes. Les choses d'apparence antique ne sont que des copies, comme la nouvelle université.

Mais ce qui a sans doute le moins changé, c'est l'air qu'on respire. Les sensations éprouvées dans l'atmosphère actuelle nous aident bien à comprendre ce qu'il y a eu de permanent dans le caractère grec.

« *Partout règne une aridité rayonnante aromatique et merveilleuse.* » (Deschamps, p. 38.) Il faut se lever à 4 h. du matin pour respirer un peu d'air frais. Quand sonne le carillon de midi, l'engourdissement est universel. « On se sent peu disposé au tra-
« vail, mais enclin à une activité éveillée et amusée,
« porté à une oisiveté obstinée et sans ennui. Il vous
« vient à l'esprit des idées drôles, vives, spirituelles.
« Mais on se couperait la main plutôt que de les écrire.
« Le labeur serait une injure au ciel, à l'air rafraîchis-
« sant et parfumé de violettes, à la gaieté et à l'insou-
« ciance éparses dans les choses. L'idée seule de tra-
« vailler devant une table, ou de haranguer des hom-
« mes assemblés devient intolérable. » (Deschamps, p. 22.)

Voilà comment s'exprime un lettré habitué au travail, à la production littéraire soutenue. Peut-on s'étonner, après cela, de la vie que menaient les Athéniens autrefois et de celle que mènent les Athéniens d'aujourd'hui?

Les étrangers ne savent comment employer leurs soirées, car il n'y a rien pour se distraire. Les Athéniens font du plaisir avec rien. C'est-à-dire que tout leur est amusement. Ils ne manquent pas de verve, et sont pourtant d'allure flegmatique. Leurs dimanches sont plus que paisibles. Les familles de boutiquiers marcheront très posément de longues heures sur le trottoir du stade ou dans les solitudes de la place de la Constitution autour d'une estrade à musique militaire. Les gens modestes iront à mi-côte sur le Lycabète, en chantant toute la journée, avec des intonations très nasales, d'interminables et monotones cantilènes. Une fois par an les plus raffinés se mettront à 12 pour acheter un agneau, pour le faire rôtir en plein champ et le manger en buvant du vin *résiné*. Ce pique-nique suffit à remplir la journée. On revient à la ville comme après une bonne partie. On a évité le poids du temps. Jouir de son beau ciel et se montrer. Voilà tout le bonheur de l'Athénien.

Les ouvriers sans travail ne récriminent jamais. Loin de là. Ils sont trop heureux de ne rien faire. Lorsqu'ils sont embauchés pour une semaine, ils demandent généralement à s'en aller après 3 ou 4 jours. Nous avons gagné, disent-ils, de quoi vivre pendant un mois. Ils ne songent certes pas à thérauriser, ceux-là. Ils ne veulent même pas augmenter leur production au delà du strict nécessaire.

La vie naguère était si simple qu'on voyait des ministres faire eux-mêmes leur marché : on les rencontrait disputant aux députés de l'opposition un lot de rougets ou quelqu'une de ces pieuvres semblables à des araignées, dont la chair flasque est très estimée des pallikares. Cette bonhomie familiale a disparu, mais on n'a pas

sensiblement plus d'aisance. Nous sommes pauvres, dit
le roi lui-même. Et alors on cache sa vie, surtout aux
étrangers. C'est d'ailleurs un usage oriental, commun
aux Turcs. On se prive d'un plat pour n'avoir pas à
aller le chercher. On déjeune d'une assiette d'olives, de
carottes crues ; on dîne d'un morceau de fromage. On
vit d'eau claire et de « *vanité* ».

N'est-on pas aussi pénétré de quelque chose de la
noblesse du passé ? Et n'y a t-il pas comme une rémi-
niscence organique de la belle vie artistique d'autrefois
dans le charme que l'on peut encore trouver à mener
la si mesquine existence d'aujourd'hui ?

L'auteur que je citais tout à l'heure, pour avoir si
bien décrit l'action à la fois séduisante et paralysante
des centres moteurs qu'ont encore le ciel et l'atmosphère d'Athènes, s'est bien aussi rendu compte qu'il y
a quand même un élément d'origine historique dans
la mentalité des Athéniens. Il nous dit encore : Aucun
homme, si humble qu'il soit, ne peut résister à l'im-
pression d'apaisement et de clarté que l'on éprouve
en face du Parthénon. De nobles esprits sont venus
de très loin y faire un pèlerinage. Est-il besoin de
rappeler la prière de Renan sur l'Acropole! Si on gra-
vit la colline sainte par une claire matinée, à l'heure
où le soleil enflamme les crêtes du Pentélique, ou bien
vers la fin d'un beau jour, lorsque le couchant embrase
les contours aigus de Salamine, on goûte une plénitude
de satisfaction intellectuelle, de volupté morale, de joie
physique, que nul spectacle ne peut donner au même
degré (Deschamps, 16). Cette plénitude de satisfaction
intellectuelle, de volupté morale, de joie physique con-
tribue bien à nourrir un peu non pas seulement le
passant, mais aussi le paisible et modeste indigène de
la glorieuse cité.

Poitiers. — Imp. BLAIS et ROY, 7, rue Victor-Hugo, 7.

RED. :

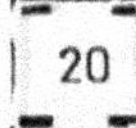

MIRE ISO N° 1

NF Z 43-007

AFNOR

Cedex 7 - 92080 PARIS-LA-DÉFENSE

graphicom

3/9.89.70

0 1 2 3 4 5 6 7 8 9 10

BIBLIOTHEQUE

NATIONALE

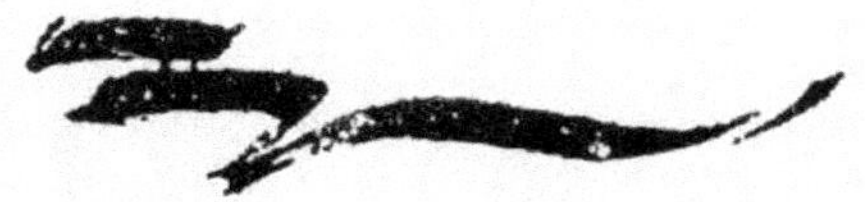

CHATEAU
de
SABLE

1992